DE L'ASTHME

IMPRESSIONS D'UN ASTHMATIQUE

Sur cette maladie

ET SUR LES

MOYENS A EMPLOYER POUR LA COMBATTRE

ANGERS

IMPRIMERIE LACHÈSE ET DOLBEAU

4, Chaussée Saint-Pierre, 4

1886

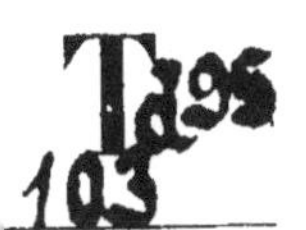

DE L'ASTHME

IMPRESSIONS D'UN ASTHMATIQUE

Sur cette maladie

ET SUR LES

MOYENS A EMPLOYER POUR LA COMBATTRE

ANGERS
IMPRIMERIE LACHÈSE ET DOLBEAU
4, Chaussée Saint-Pierre, 4

1886

AVANT-PROPOS DE L'AUTEUR

Si je viens m'occuper de cette maladie hélas si commune aujourd'hui, c'est parce que j'en suis atteint moi-même depuis mon berceau, et que j'en observe toutes les nuances, de quelque nature qu'elles soient, depuis que j'ai l'âge de connaissance et de souvenir. C'est aussi parce que j'ai pu recueillir pendant le cours de ma carrière de nombreux et utiles renseignements près de personnes atteintes de ce mal. C'est encore parce que je tiens à éclairer les asthmatiques sur les diverses phases que cette maudite affection peut offrir dans le cours de la vie. C'est enfin parce que j'ai le désir de faire connaître aux malades les moyens les plus sûrs d'éviter le retour des accès qui les tourmentent, ou tout au moins de les rendre plus courts et plus faciles à supporter; car il ne faut pas en douter : Moins le système nerveux est ébranlé, moins il s'use vite, et que ce résultat ne peut être obtenu qu'avec de bons soins hygiéniques.

Que mes lecteurs veuillent bien accueillir avec sympathie les détails que j'expose à leurs yeux, et j'aurai moi-même la satisfaction d'avoir pu me rendre utile à quelque chose

DE L'ASTHME

Définition. — L'asthme que l'on nomme « Asthma », en anglais et « Engbrüstigkeit », en allemand est une affection à type chronique qui s'accuse par une oppression plus ou moins accentuée suivant le degré du mal, et qui engendre parfois les souffrances les plus vives et les plus pénibles.

Causes. — Quant aux causes qui provoquent l'asthme, je crois pouvoir dire qu'elles peuvent être divisées en deux catégories : en causes primitives, c'est-à-dire qui président à la naissance du mal, et en causes secondaires, c'est-à-dire qui en provoquent le retour.

Les premières, au nombre de deux, sont l'hérédité et la maladie.

Par l'hérédité, le mal vient des parents et est apporté en naissant. Mais, chose bizarre, il n'est pas nécessaire que cette transmission soit directe, c'est-à-dire qu'elle vienne du père ou de la mère, elle peut encore provenir du grand-père ou de la grand'mère et même du bisaïeul, et passer ainsi sur une ou deux générations sans les atteindre et n'aller frapper que la troisième.

En d'autres termes, le principe morbide de l'asthme n'ayant pas rencontré de cause prédisposante pour se développer sur une génération, n'en reste pas moins existant dans les éléments générateurs et propre à se transmettre à la génération suivante.

J'ai cru devoir donner ces courts détails sur l'hérédité pour combattre l'ignorance de certains malades qui ne peuvent s'expliquer l'origine de leur mal et à qui on entend dire quelquefois que ni leur père ni leur mère n'en étaient atteints. Il est possible en ce cas, que si ces malades consultaient l'existence de leurs aïeuls ou bisaïeuls, ils y trouveraient la cause primitive des souffrances qu'ils endurent.

J'ai dit que l'asthme pouvait avoir pour origine une maladie. Effectivement, une affection nerveuse des organes de la respiration, un état catarrheux des petites bronches peuvent le faire naître.

Je puis, à ce propos, dire que je dois cette maladie à une éruption cutanée rentrée subitement, alors que j'étais encore au berceau et confié aux soins de ma grand'mère. Souvent ma mère m'a rappelé cette circonstance malheureuse de ma vie, en me disant que c'était à partir de ce moment qu'elle avait remarqué en moi de l'oppression.

Quant aux causes qui peuvent provoquer le retour de l'asthme, elles sont nombreuses :

Un changement d'air ou de climat ; l'impression du froid ou d'une trop grande chaleur ; un temps brumeux ou de brouillard, ou encore un temps orageux et chargé d'électricité ; les vents froids, du nord-ouest surtout ; l'humidité des pieds, des épaules, de la tête même ; la respiration de poussières, et notamment de celles qui peuvent provenir du foin ou d'un grenier ou d'un appartement qu'on balaie ; la respiration de fumées provenant de la cuisine ou d'un poêle découvert, et surtout de la fumée de cire à cacheter des bouteilles : voilà autant de causes qui peuvent agir à tous les âges et faire reparaître les accès d'un asthme. Je dirai même que ce sont celles qui les provoquent le plus communément jusqu'à l'âge de 20 à 25 ans : du moins, je n'en ai pas remarqué d'autres sur moi, malgré les nombreux accès que j'ai eu à supporter pendant cette période de temps.

A ces causes se joignent encore les excès dans le boire et dans le manger, et soit dit en passant : le vin blanc, l'eau-de-vie, l'absinthe et l'usage du tabac à fumer ont l'inconvénient de provoquer l'asthme sec qui est si pénible à supporter.

Dans le manger, c'est une alimentation indigeste, la viande de porc, par exemple, un embarras gastrique, des indigestions successives qui font reparaître les accès.

A partir de 28 à 30 ans, les veilles prolongées, les privations de sommeil, les soucis, les tourments, les émotions morales sont des causes qui viennent agir à leur tour avec une certaine ténacité sur les asthmatiques. Ce n'est qu'assez rarement même qu'elles les épargnent, s'ils sont de tempérament nerveux.

Vers 35 à 40 ans, lorsque l'asthme date de l'enfance ou même de l'adolescence et qu'il a déjà un peu usé l'économie, toutes les causes qui précèdent agissent sur cette dernière avec une intensité qui va en croissant d'année en année. Aussi, le moindre refroidissement, la moindre humidité, le moindre tourment, la moindre émotion, le moindre embarras d'estomac ramènent cette affection, ce qui rend les accès beaucoup plus fréquents que pendant la jeunesse et parfois continus, surtout si le malade habite sous un climat froid et humide et soumis à des variations brusques de température.

Ajoutons la grossesse chez la femme, comme pouvant faciliter le retour de l'asthme, et nous aurons à peu près complété l'énumération des causes de cette maladie.

Symptômes de l'asthme

Maintenant que j'ai exposé les causes les plus fréquentes qui peuvent engendrer l'asthme ou en provoquer le retour, je vais citer les symptômes que présente cette maladie.

Je tiens à en bien faire saisir les nuances, suivant que le mal débute dans l'enfance ou à un âge plus avancé, afin d'éviter toute erreur dans le diagnostic.

L'enfant chez qui l'asthme apparaît de bonne heure est pris subitement de petits éternuements et en même temps de gène dans la respiration. Cet état peut durer 12 à 24 heures, mais généralement vers le soir du jour où apparaissent ces symptômes, les éternuements tendent à diminuer de fréquence tandis que l'oppression augmente. Cette dernière, allant en s'accentuant davantage, provoque chez l'enfant des souffrances qui lui font porter à chaque instant ses petites mains à son cou et au creux de l'estomac, comme s'il voulait en retirer ce qui le gène. Parfois le petit malade laisse échapper une petite toux sèche qu'accompagne un léger sifflement aigu, et qui semble venir du larynx, ses yeux baignés de larmes se tournent vers les personnes qui l'entourent comme pour leur demander du secours ; sa physionomie est triste et exprime une souffrance profonde ; ses petites lèvres sont d'un rose-violacé au lieu d'être d'un rose frais ; ses joues sont généralement pâles. Ses mouvements sont comme paralysés, et s'il veut se déplacer, même dans le lit, il ne peut le faire qu'avec lenteur et précaution.

Vers minuit, une heure ou deux heures du matin, l'oppression diminue d'intensité, et le petit malade tombe dans la somnolence comme épuisé par la douleur.

Quelquefois, il peut être réveillé par une nouvelle suffocation, mais le plus souvent, il sommeille jusqu'au matin, et quand il voit apparaître le jour, il se réveille, et presque toujours avec une certaine gaîté qui lui fait oublier ses souffrances de la nuit. La différence de son état est si grande que les personnes qui l'entourent en sont saisies d'étonnement et ne peuvent en croire leurs yeux.

A ces symptômes se joignent assez souvent la constipation, ainsi qu'une sensibilité nerveuse.

L'appétit diminue pendant la période d'exacerbation et au début de l'accès ; mais une fois que la respiration est rentrée dans son calme, le besoin de prendre de la nourriture reprend son cours normal, et l'enfant mange comme à l'ordinaire, et même avec avidité si l'on veut satisfaire son désir.

Je me rappelle à ce propos que bien des fois, mes parents, qui étaient obligés de se rendre aux champs, me laissaient seul à la maison après avoir fermé l'armoire de la cuisine, et que poussé par la faim, je puisais dans la marmite à soupe tous les légumes que je pouvais y saisir. Mais je me rappelle aussi que parfois j'ai payé bien cher ma gourmandise par les souffrances qu'il m'a fallu endurer pendant les nuits suivantes. J'avais 12 ans à l'époque.

Tels sont les symptômes que l'on constate chez l'enfant depuis sa naissance jusqu'à ce qu'il ait atteint 15 à 16 ans.

A partir de cet âge, la constitution augmentant de force et les tissus de tonicité, l'asthme semble avoir moins de prise sur l'économie. En effet, les périodes des accès deviennent plus courtes et les intervalles qui les séparent acquièrent d'année en année une longueur de temps de plus en plus grande. Les accès qui se montraient, pendant l'enfance et l'adolescence, une fois et plus souvent même dans le cours d'un an, ne se montrent plus guère que tous les deux ou trois ans et plus rarement encore. Il peut même s'écouler une période de 6 à 8 ans sans que l'asthmatique ait à souffrir d'une indisposition quelque peu appréciable, surtout s'il habite sous un climat tempéré et dans un local sec et bien aéré.

Ce n'est guère que vers l'âge de 28 à 30 ans, que l'on voit réapparaître les accès avec leur intensité primitive, surtout si la personne est mariée (il faut croire que le mariage en facilite le retour).

Les symptômes, bien qu'ayant une grande analogie avec ceux indiqués précédemment dans l'enfance, offrent cependant quelque différence. Ils se présentent d'ailleurs avec un plus grand développement.

Au début, le malade est comme accablé de fatigue et se sent gêné dans tous ses mouvements et notamment dans la respiration : il lui parait avoir l'estomac rempli outre mesure. Sa peau, sèche, lui paraît tendue dans tous les sens ; ses yeux sont cuisants ; ses lèvres et l'intérieur des narines lui sont d'une sensation sèche et brûlante. Il fait entendre à intervalles plus ou moins éloignées quelque bruit de toux sèche et à timbre métallique.

Au bout de quelques heures, ces symptômes s'accentuent davantage, et surtout lorsque la nuit arrive. Le malade ne peut bientôt plus se déplacer qu'avec une grande difficulté, et cherche de tous côtés un appui pour se soutenir et s'y cramponner.

S'il parle, il ne le fait qu'avec la plus grande peine, en saccadant ses paroles, et en plaçant, après une ou deux syllabes, un temps de respiration. Sa face est gonflée et injectée, ses yeux semblent sortir de leur orbite : sa tête est renfoncée dans les épaules et penchée en avant.

Il ne peut supporter aucun bruit, ni le moindre attouchement.

Les symptômes allant toujours en croissant, le malade se voit bientôt pris d'étouffements. Et, s'il est couché, il se lève comme un ressort, les yeux hagards, se cramponne sur ses deux bras avec une raideur violente, comme étant sous l'influence d'une crise tétanique, ne peut plus parler et fait signe qu'on lui donne vite de l'air

Les efforts qu'il fait pour respirer sont extrêmes et accompagnés de sifflements aigus tellement intenses qu'ils peuvent être entendus à plusieurs mètres de distance. Le malade croit être à sa dernière heure.

Cet état qui peut durer une ou deux heures et souvent plus, cesse quelquefois brusquement après l'expulsion de gaz, mais le plus fréquemment l'accès va en diminuant, et le malade abattu profondément, s'endort d'un sommeil pénible et agité jusqu'au matin.

A ce moment, il se lève presque toujours avec une légère oppression qui disparaît après l'expulsion de quelques crachats ou après que le malade a respiré l'air pendant quelques instants.

Cette oppression reparaît le plus ordinairement dans l'après-midi et s'accentue de nouveau à l'approche du soir ; d'autres fois elle reste continue pendant toute la journée, mais avec un degré beaucoup moindre que pendant la nuit.

Ces attaques durent ordinairement de 2 à 8 ou 10 jours avec des moments de calme et d'exacerbation, puis vers la fin, l'oppression diminue peu à peu et finit par disparaître totalement comme si elle paraissait s'être usée d'elle-même. Mais il n'est pas rare de les voir durer davantage surtout si à chaque instant des causes nouvelles ou des imprudences viennent les entretenir.

J'ai eu pour ma part, vers l'âge de 12 à 13 ans une attaque qui m'a tenu souffrant pendant près de six mois, pendant lesquels je pouvais à peine me coucher, restant dans un fauteuil la nuit, à respirer avec la plus grande difficulté, quoique me nourrissant cependant avec un appétit ordinaire.

J'en ai eu une autre à l'âge de 28 ans dans le courant de 1868 qui m'a tenu pendant presque toute l'année, au point que l'on me considérait comme phthisique : je terminais alors mes études. Les ennuis et les émotions morales nombreuses que j'eus à ressentir furent les causes de l'entretien de ma maladie pendant un si long temps.

Presque toujours le malade présente quelques symptômes de fièvre au début des attaques et pendant les périodes d'exacerbation, ce qui fait quelquefois confondre l'asthme avec la bronchite capillaire quand le sujet est jeune ; mais il est rare au contraire d'en constater dans d'autres moments. D'ailleurs la conservation de l'appétit, même avec de l'oppression, le prouve assez.

Vers l'âge de 35 à 40 ans, surtout si l'asthmatique de naissance a eu une vie un peu déréglée ou laborieuse et parsemée de tourments, les attaques deviennent plus fréquentes et plus longues au moins l'hiver. Il est rare même que le malade ne conserve pas dans les intervalles qui les séparent une oppression permanente qui le gêne sans cesse, et qui l'empêche de se livrer au moindre travail nécessitant quelque effort.

C'est vers cet âge et même avant, que l'asthme peut se compliquer de dyspepsie, de symptômes gastralgiques et parfois de douleurs du foie et des reins. Il n'est pas rare encore d'entendre le malade se plaindre de crampes d'estomac ou de crampes de poitrine et de maux de cœur ou nausées. Ces derniers, même, se montrent assez facilement à tous les âges, surtout à la fin des périodes de paroxysme. Il n'est pas rare enfin de voir naître chez l'asthmatique une susceptibilité nerveuse, même dans le jeune âge, qui le rend impatient et parfois d'une humeur insupportable.

Lorsque tous ces symptômes apparaissent en même temps, des douleurs stomacales et hépatiques viennent se joindre à l'oppression et s'irradier dans tout le corps pendant la période des accès, puis ces douleurs diminuent et disparaissent en même temps que ces derniers.

A partir de 40 à 50 ans, les caractères avec lesquels se montre l'asthme vont en grandissant d'intensité et de fréquence, en suivant une marche plus ou moins rapide selon la résistance que leur oppose la constitution du malade. Mais, d'une manière générale, à mesure que les attaques se rapprochent et se prolongent, l'oppression devenant continue et s'accompagnant presque toujours d'une affection catarrhale, les malades, soumis pour ainsi dire à une lente asphyxie compliquée d'autres lésions organiques, finissent par s'éteindre brusquement au milieu d'un accès de suffocation.

Tels sont les symptômes auxquels l'asthmatique de naissance demeure soumis pendant toute la durée de sa vie.

Il est bien entendu qu'ils peuvent varier de nuances d'un sujet à l'autre selon les tempéraments, les constitutions, le genre de vie des malades et les milieux atmosphériques dans lesquels ils se trouvent. Toutefois, il ne faut pas douter que ces caractères conservent toujours entre eux une très grande analogie.

Chez l'homme où l'asthme ne se montre qu'à un âge déjà avancé, le début des symptômes ne s'opère plus de la même manière. Généralement, c'est après l'âge de 30 ans et de préférence sur un individu marié ou encore sur une personne qui revêt un embonpoint anormal que l'asthme opère son invasion.

Le futur asthmatique se sent pris, lorsqu'il marche et lorsqu'il gravit une colline ou une montagne ou qu'il monte un escalier, d'une certaine disposition à l'essoufflement : il ressent comme une espèce de susceptibilité des voies aériennes qui le fait tousser quelque peu, de temps à autre.

Le matin, il éprouve une légère gêne dans la respiration, et ce n'est que lorsqu'il a expectoré à deux ou trois reprises différentes qu'il sent cette gêne disparaître.

Cet état peut durer plusieurs mois et même quelques années : puis enfin, survient une attaque parfois subite, mais le plus souvent précédée de malaise.

Le malade se sent la poitrine comprimée et éprouve une très grande difficulté de respirer qui fait naître chez lui une sorte d'épouvante. Il se croit, à coup sûr, atteint d'une fluxion de poitrine. Mais il est bien vite rassuré quand le médecin qu'il a fait appeler lui déclare que c'est une oppression due à l'asthme.

Cette attaque dure généralement peu de jours, et avec quelques soins hygiéniques, le malade ne tarde pas à en être débarrassé. Mais le mal fait dès lors partie de l'économie et devient sujet à retour.

Plus tard, en effet, à une époque indéterminée, et sous l'influence d'une cause quelconque, survient un autre accès qui parcourt les mêmes phases que le premier : mais alors, le malade ne s'inquiète plus et prend son mal en patience, ou, soit dit plus vulgairement, il se résigne à vivre avec son ennemi.

Après cette deuxième attaque en vient une autre et ainsi de suite le mal grandit et fait des progrès comme il a été dit précédemment dans la description des symptômes propres à l'asthmatique de naissance, avec cette différence que les accès violents peuvent ne se montrer qu'à un âge plus reculé, mais toujours avec la même analogie.

Enfin l'asthme peut débuter par une espèce de bronchite à type chronique particulier, sorte de catarrhe qui se traduit dès le commencement par une difficulté de respirer à laquelle ne tarde pas à succéder une sécrétion anormale et périodique des petites bronches.

Dans ce cas, le malade éprouve les mêmes symptômes que ceux indiqués plus haut, avec cette différence que la toux, d'abord sèche, puis grasse et suivie d'expectoration, en est le caractère le plus dominant.

Les attaques d'oppression durent également plus longtemps avec des alternatives de calme et de violence, mais ne dépassent pas généralement 15 jours à trois semaines.

Enfin cette sorte d'asthme n'apparait guère avant l'âge de 40 à 50 ans et paraît avoir pour causes principales le froid et l'humidité.

Disons, pour terminer cette description des symptômes de l'asthme, que les femmes sont, moins que les hommes sujettes à cette maladie : mais que si elles en sont atteintes jeunes, elles en sont peut-être plus cruellement éprouvées et surtout si elles ont le malheur de devenir enceintes, parce qu'il s'établit chez elles une compression permanente du poumon occasionnée par le refoulement de la matrice dont le volume s'étend avec l'âge de la grossesse. De là une grande gène dans la respiration et des conséquences quelquefois bien funestes pour la vie.

Quant aux autres symptômes, ils sont les mêmes que chez l'homme avec cette différence que la susceptibilité nerveuse est peut-être plus accentuée pendant les accès.

Phénomènes pathologiques de l'asthme.

Après avoir indiqué cette série de symptômes, je voudrais pouvoir démontrer ce qui se passe dans les organes où réside le mal ; mais il ne m'est pas donné plus qu'à un autre de pénétrer au sein des tissus lésés ! Je vais essayer néanmoins, d'après mes sensations passées et actuelles, de tracer quelques-unes de mes idées qui ne peuvent probablement qu'être douteuses.

Il y a évidemment un phénomène nerveux qui s'opère dans l'intérieur du poumon, puisque divers médicaments antinerveux tels que le datura, la belladone, etc., ont la propriété de calmer les accès. Mais quel est-il ce phénomène ? Je l'ignore ! Examinons cependant :

La respiration s'opère en deux temps, qui sont : l'inspiration et l'expiration, et c'est pendant l'inspiration que le malade est le plus gêné, parce que cette quantité d'air qu'il reçoit est moindre que celle qu'il lui faut pour respirer en état de santé.

Or, si cette quantité est moindre, à quoi donc l'attribuer ? Il y a nécessairement une cause.

Eh bien, cette cause, je la crois due à la diminution du calibre des conduits aériens (les bronches) ou à leur manque d'élasticité ou encore quelquefois à un corps étranger (des mucosités, par exemple) qui peut se trouver dans ces petits conduits ou dans les vésicules pulmonaires et qui fait obstacle à l'air entrant inspiré.

On a dit que les vésicules du poumon pouvaient se dilater outre mesure et même se déchirer, et retenir ainsi de l'air par elles-mêmes ou le laisser pénétrer entre les lobules de cet organe, et constituer ainsi, dans le premier cas, un emphysème vésiculaire. Il résulterait de cette explication que l'air se ferait obstacle à lui-même. Dans ce cas alors, l'accès d'asthme devrait rester le même sans alternative de calme et de violence, au moins pendant que l'emphysème existe, et il ne devrait disparaître qu'avec ce dernier.

Je m'expliquerais assez bien cette manière de penser dans l'asthme à type constant. Mais dans l'asthme à périodes de rémissions et d'exacerbations, je ne saurais plus l'admettre parce que je ne pourrais comprendre que l'obstacle emphysémateux, disparût tout d'un coup pour revenir quelques moments après.

Voici ce qui me paraît être plus rationnel au moins dans l'asthme nerveux :

J'ai dit, en décrivant les symptômes, que l'eau-de-vie provoquait facilement l'asthme sec, c'est-à-dire une oppression douloureuse et une toux sèche et pénible sans la moindre expectoration. Mais on sait, que l'alcool a la propriété, comme l'éther, quoiqu'à un degré bien moindre, de produire l'excitation et ensuite l'anesthésie.

L'alcool arrivant donc par voie d'absorption dans le poumon y produit tout d'abord une action excitante qui amène une expectoration passagère, et à laquelle succède bientôt une action spasmodique, puis stupéfiante, qui s'exerce sur la muqueuse des voies respiratoires et les divisions nerveuses qui entrent dans la structure. Mais on sait que dans le spasme, il se produit un état de raideur, de rétraction des fibres organiques

Or, si cette rétraction existe bien réellement, il n'y a aucun doute qu'elle ne s'opère sous l'influence de l'alcool sur les dernières ramifications des bronches ainsi que sur les vésicules pulmonaires, et qu'elle en réduise le calibre.

Ce calibre étant dès lors devenu plus petit, l'air ne peut plus y arriver en quantité suffisante pour pourvoir à une hématose complète. De là oppression plus ou moins accentuée suivant que la rétraction est plus ou moins grande, et cette oppression ne disparaît que lorsque le spasme cesse de se manifester pour faire place à un état d'engourdissement analogue à celui qui se montre après une période d'exacerbation dans l'oppression asthmatique.

Cette raideur spasmodique et momentanée des fibres organiques expliquerait encore assez bien pourquoi dans l'asthme sec, il y aurait diminution d'élasticité des membranes bronchiques et vésiculeuses et diminution en même temps de leur propriété sécrétoire.

Cela étant, et mettant de côté toute influence de l'alcool ou de l'éther, ne peut-on pas admettre que des causes inconnues intérieures ou extérieures, puissent, par la voie de l'absorption ou par celle de l'air inspiré, venir apporter des troubles sans fièvre, au moins momentanément, sur le système nerveux du poumon et des bronches, et y exercer une action analogue à celle de l'alcool, surtout quand il y existe déjà une prédisposition ? Cela ne me paraît pas impossible! Puis, les troubles cessant, la respiration reprend son cours anormal jusqu'à ce que les mêmes ou d'autres causes viennent agir de nouveau ou à leur tour sur ce même système nerveux.

Telle est ma manière de comprendre le mécanisme de l'oppression asthmatique, et je ne crois pas m'éloigner beaucoup de la vérité, sinon, je ne saurais m'expliquer à quoi peut être dû l'obstacle qui s'oppose à l'arrivée de l'air jusqu'aux vésicules pulmonaires et qui engendre cette brièveté parfois si courte du mouvement inspiratoire.

Ce qui prouve bien encore que l'oppression peut être liée à un rétrécissement des conduits bronchiques, c'est que ce rétrécissement existe en réalité dans la bronchite capillaire sous l'influence de l'inflammation de la muqueuse et qu'il est toujours accompagné d'une oppression semblable à celle de l'asthme. Ces deux maladies ne diffèrent quant à leurs symptômes, qu'en ce que la bronchite est toujours accompagnée de fièvre.

Mais, je le répète, il n'est pas absolument nécessaire qu'il y ait resserrement des dernières divisions bronchiques pour s'expliquer l'existence de l'oppression dans l'asthme. Le défaut d'élasticité que ces organes et les vésicules pulmonaires peuvent avoir, les rendant impuissants à se dilater, suffit pour faire comprendre aisément que l'air ne puisse pas pénétrer suffisamment dans le poumon et y apporter les éléments nécessaires à l'hématose. Car, il faut bien le savoir, cette dilatation est indispensable pour qu'une respiration s'opère dans des conditions convenables de santé.

S'agit-il maintenant d'une oppression due à un corps étranger qui fait obstacle à l'arrivée de l'air dans le poumon, de mucosités, par exemple : dans ce cas, dès que l'obstacle a pu être expulsé, le malade est bien vite soulagé. Ce corps d'ailleurs excitant lui-même la muqueuse bronchique ne tarde pas à disparaître sous l'influence de quelques mouvements de toux.

Cette oppression qui n'est que passagère peut néanmoins affecter certains individus dont la muqueuse bronchique est comme frappée d'atonie et qui a besoin d'excitant pour se réveiller et expulser les matières qui l'entravent dans ses fonctions.

C'est le matin surtout que se manifeste le plus communément cette difficulté de respirer. Mais dès que la personne qui en est atteinte a respiré l'air frais (dont l'action excitante ne fait de doute pour personne), elle ne tarde pas à rejeter quelques crachats muqueux et à reprendre sa respiration normale.

A ce propos, on voit même certains individus consommer une petite quantité d'eau-de-vie le matin à jeun dans le but unique de s'exciter les bronches et de se débarrasser des mucosités qu'ils nomment communément glaires, qui les gênent pour respirer.

Pronostic.

D'une manière générale l'asthme essentiel n'empêche pas de vieillir. C'est pour cela peut-être qu'on dit qu'il est un brevet de vieillesse. Mais si l'oppression se fait sentir dès le jeune âge et que les accès soient violents et fréquents, que l'asthme se complique de bonne heure de maladies d'organes essentiels à la vie, il peut arriver, l'organisme étant usé et manquant de soins pour le relever, que le malade succombe à une mort prématurée, vers l'âge de 55 à 60 ans et peut-être quelquefois plus tôt. Mais ce fait est rare. Généralement c'est plutôt après 60 à 65 ans que les asthmatiques s'éteignent.

Quoi qu'il en soit, l'asthme est une maladie grave parce qu'une fois déclarée elle n'abandonne plus sa proie que par intervalles et après lui avoir fait endurer par accès les souffrances les plus dures et les plus pénibles.

Traitement préventif.

Ce traitement consiste à prévenir l'invasion de la maladie et le retour des accès.

Il est purement hygiénique et c'est peut-être le plus important qu'il y ait à suivre. Mais une des conditions principales pour bien l'observer, ce serait d'être rentier avec des revenus suffisants, afin de pouvoir se procurer les douceurs que nécessite une pareille maladie.

Habitation. Autant que possible, l'asthmatique doit rechercher un climat doux, à température modérée et sans variations brusques.

Une habitation sèche et exposée au midi, ainsi que des locaux spacieux et bien aérés lui sont également préférables.

L'air qu'il respire doit être sec et vif et ne pas être chargé d'humidité ni de miasmes, ni de gaz étrangers à sa composition. Un air condensé, renfermant beaucoup d'oxygène, voilà ce qui convient à l'asthmatique en toutes saisons, parce que l'hématose se fait beaucoup mieux. Et conséquence, et d'après ce qui précède, il doit fuir les climats humides et marécageux, les lieux bas, mal aérés et mal éclairés.

Pendant l'hiver, il doit éviter de séjourner dans un appartement trop chaud ou trop froid : les deux extrêmes ne lui valent rien, il lui faut un juste milieu. En général, la meilleure température est celle de 15 à 20°. L'air, à cette température, produit une excitation générale favorable à l'exercice des fonctions. La respiration se fait plus amplement, la circulation est plus puissante, l'appétit plus vif ; et la vigueur des mouvements plus accentuée.

Il est à remarquer qu'on obtient une chaleur plus douce avec le bois employé comme chauffage qu'avec le charbon.

Vêtements. — L'asthmatique doit porter des vêtements en rapport avec la saison, mais qui ne le gênent pas dans ses mouvements.

Pendant l'été, il doit avoir des habits légers, de couleur tirant sur le blanc plutôt que sur le noir pour éviter d'être accablé de chaleur (parce que le blanc réfléchit le calorique, tandis que le noir l'absorbe).

Pendant l'hiver, il doit, au contraire, se vêtir d'un habillement chaud qui le tienne à l'abri du froid, et ne pas craindre de mettre des chaussures qui l'isolent complètement de toute humidité, des sabots, par exemple.

Soins de propreté. — Les soins de propreté qui sont généralement bons en toutes choses, doivent être aussi de quelque efficacité pour prévenir les accès d'asthme et, à ce propos, il ne faut pas qu'une personne atteinte de cette maladie craigne de prendre un bain tous les mois et plus souvent s'il le faut, surtout s'il sue fréquemment et avec facilité ; mais à la condition qu'il n'y reste que peu de temps, un quart d'heure au plus pour se nettoyer, en prenant toutes les précautions nécessaires pour éviter un refroidissement.

On va se demander pourquoi je préconise ce moyen préventif. Il faut à cet égard que l'on sache bien qu'il s'opère par la peau une respiration analogue à celle du poumon avec laquelle elle a même une action commune et solidaire, et qu'on nomme respiration cutanée : et que si on vient à diminuer cette dernière, l'autre se trouve par ce fait même surchargée et gênée dans ses fonctions. Cela est tellement vrai que si on entrave la respiration cutanée et qu'on la supprime même en recouvrant la peau d'un enduit imperméable, de goudron, par exemple, on ne tarde pas à voir survenir une gène dans la respiration pulmonaire et des symptômes d'asphyxie se terminant environ 8 à 12 heures après, par la mort.

Or, les corps étrangers, qui se fixent à la peau et qui s'y combinent avec la matière de la transpiration, jouant le rôle d'un enduit plus ou moins imperméable, pourraient à la longue produire un effet semblable. Aussi doivent-ils être enlevés si on veut rendre la respiration cutanée facile, et laisser à celle du poumon toute la liberté qui lui est nécessaire pour bien fonctionner. De là donc utilité pour l'asthmatique de prendre quelques bains, mais de courte durée, dans l'intervalle des accès.

Exercice. — L'exercice est salutaire pour le malade qui est atteint d'oppression, mais il doit être proportionné à l'âge et au degré de maladie, et, dans tous les cas, être pris modérément.

L'enfant et l'adolescent chez qui se manifestent quelques symptômes d'essoufflement doivent surtout éviter de courir avec trop de violence et d'être atteints de refroidissement lorsqu'ils sont en sueur. En conséquence, on doit les empêcher de stationner dans des courants d'air ou de s'arrêter dans des lieux froids et humides. Il est bon de leur faire porter de la flanelle dès que l'on s'aperçoit de cette prédisposition.

A un âge plus avancé, le travail doit être modéré et ne point être poussé jusqu'à l'extrême fatigue. Il en est de même des courses et des promenades. — Ces dernières même, étant faites en voiture, et à l'air libre, lorsqu'on en a les moyens, constituent un excellent traitement pour prévenir et pallier les accès d'asthme.

Nourriture. — Avant d'examiner quelle est la nourriture qui convient le mieux à un asthmatique, disons tout de suite qu'il doit vivre avec sobriété afin d'éviter toute espèce d'embarras gastrique ou d'indigestion.

Un estomac trop rempli d'aliments augmente de volume.

refoule le diaphragme qui le sépare de la poitrine, comprime le poumon et le gêne dans ses mouvements de dilatation lors de l'inspiration.

En raison même de cette gêne que l'on doit chercher à éviter, la nourriture ne doit se composer que de substances de facile digestion et nourrissant sous un petit volume. Ainsi donc, on doit donner la préférence au lait, aux œufs à la coque, aux viandes rôties ou cuites sur le gril, aux viandes de poisson, de poulet, de veau et de mouton. Le bœuf bouilli est beaucoup moins facile à digérer.

Par contre, on doit éviter les substances fibreuses, tendineuses ou cartilagineuses.

Quant aux légumes, il faut se nourrir avec ceux qui sont verts : ils se digèrent très facilement.

Le champignon est indigeste.

L'asthmatique doit être régulier dans ses repas (qui doivent toujours être pris aux mêmes heures) et ne jamais rien consommer pendant les intervalles pour éviter les encombrements d'estomac.

Boisson. — La boisson qui convient le mieux est le vin rouge qui a au moins un ou deux ans d'âge. Plus vieux encore, il n'en est que meilleur.

Le vin vieux est agréable, léger et moins excitant que le nouveau, tandis que ce dernier est désagréable au goût et difficile à digérer.

L'eau-de-vie ne doit être prise qu'en très faible proportion dans le cas où il s'agit de relever les forces ; mais elle ne convient nullement en aucun cas, à une personne atteinte d'asthme nerveux. Il vaut mieux, si le malade se trouve dans un état de faiblesse par trop prolongé, qu'il fasse usage d'un verre de bon vin vieux chaud qui lui relève les forces et détermine chez lui une réaction salutaire.

Toute autre boisson que le vin et le café doit être sévèrement bannie de la table d'un asthmatique. Ainsi donc, ce dernier devra éviter toutes les liqueurs alcooliques, même les plus douces.

Le café pris avec de l'eau constitue une excellente boisson pour la soif. Pris pur après le repas, il convient assez à une personne atteinte d'oppression.

Ainsi donc, résider sous un climat tempéré et dans une habitation sèche bien aérérée et exposée au midi : éviter les excès de toute nature, manger des viandes rôties, boire du vin vieux, se distraire sans fatigue, se vêtir chaudement pendant l'hiver, voilà, en résumé, un régime qui me paraît tout à fait salutaire pour prévenir les accès d'asthme.

Mais il faut avoir la ferme volonté de le mettre sans cesse en pratique sans jamais en dévier si l'on veut profiter de ses bons effets, sinon le moindre écart qu'on pourrait en faire (ce qui est malheureusement trop fréquent) ouvrirait une porte au développement du mal ou au renouvellement de ses accès.

Traitement palliatif.

Ce traitement, qui correspond assez au traitement curatif des spécialistes, consiste à adoucir les souffrances que le malade endure pendant les attaques, et à diminuer le plus possible la durée de ces dernières. Il peut être encore qualifié de curatif des accès.

Dans tous les cas, quel que soit le nom qu'il porte, il ne peut guère produire des effets salutaires qu'autant qu'il est combiné avec un bon traitement hygiénique. Ainsi donc, le malade doit se tenir chaudement et éviter de passer brusquement du chaud au froid, éviter de sortir par un temps de brouillards ou de gelée blanche, le matin surtout. Le froid des pieds et des jambes ne peut que lui être pernicieux. Il ne doit prendre pour nourriture, si l'appétit l'y pousse, que des substances légères, plus souvent s'il le faut, qu'il n'en a l'habitude, mais peu à la fois, afin de ne point gêner ni l'estomac ni la poitrine : Un lait de poule, un petit potage, un œuf à la coque, une petite côtelette, par exemple, voilà ce qui doit lui convenir le mieux. Il ne doit boire, s'il est sensible à la toux, qu'un peu d'eau rougie, légèrement tiède, et sucrée si cela lui plaît.

Tel est le régime que je conseille à tout asthmatique pris d'oppression. Il est généralement suffisant pour amener la disparition des accès chez l'enfant et même chez l'adolescent, à moins que le médecin ne juge à propos de s'aider de quelques petites cuillerées de sirop d'ipéca, ce qui est totalement de sa compétence.

Les distractions gaies ainsi que les voyages sont d'une efficacité remarquable pour faire cesser, même brusquement, un accès d'asthme et sans le secours d'aucune médication. Je l'ai constaté pour ma part au moins 8 à 10 fois sur moi.

Un jour, par exemple, j'étais sorti de l'école pour me rendre en vacances dans mon pays natal, le Jura, et j'allais partir dès le lendemain matin lorsque je fus pris dans la nuit par une oppression assez gênante qui dégénéra bientôt en accès violent.

Un médecin qui appartenait à l'armée vint me voir de bonne heure et me fit prendre de l'ipéca en poudre. Je m'attendais alors à ressentir du mieux dès le lendemain matin ou le surlendemain. Mais non, du tout ; je fus malade pendant huit jours sans voir venir le moindre changement dans ma situation et je m'ennuyais de ne pas pouvoir partir. J'avais conservé néanmoins un bon sentiment d'appétit, et, le temps étant beau, j'allais me promener tous les jours autant que mes forces et mon courage me permettaient de le faire ; mais rien n'y faisait.

Enfin, fatigué de ma situation, j'appelle un cocher de fiacre : je lui fais charger mes bagages et je prie un ami de m'accompagner à la gare (ce fut cet ami qui prit mon billet et qui fit le nécessaire pour mon départ). Après lui avoir serré la main je montai en wagon pour partir presqu'aussitôt après.

Le train était à peine arrivé au niveau de Melun que tout d'un coup mon oppression cessa et que je me sentis dégagé de toute souffrance. Je pensais quelquefois que ce bien-être pouvait être dû au balancement du train et au repos que j'avais moi-même, et que mon asthme reviendrait le matin à mon arrivée. Point du tout, je descendis à la gare d'arrivée avec la plus grande liberté de mes mouvements et je ne me sentis jamais de l'oppression pendant plus d'un mois que durèrent mes vacances.

Le plaisir de revoir mes parents et la distraction du voyage avaient sans doute causé ce changement subit.

En même temps que le malade suit un régime hygiénique, il peut faire usage de remèdes propres à calmer ses souffrances. Ainsi, il peut avoir recours aux fumigations de belladone, de datura stramonium et des nombreuses cigarettes, et cigares spéciaux que l'on préconise pour l'asthme. Mais dans l'emploi de ces substances, il faut qu'il consulte son tempérament et qu'il n'ait recours qu'à celles qui lui produisent un effet salutaire, car il faut bien le dire, tel tempérament ne s'accommode pas d'un médicament, tandis qu'il se trouve avantageusement influencé par un autre. Je dirai plus : la même substance peut devenir intolérable par moments au point de nuire à la respiration chez le même individu.

Je puis dire à cet égard que depuis 14 ans, le remède que j'emploie toujours avec succès pour me soulager dans l'oppression, est la Poudre anti-asthmatique Fromage, préparée à Paris, 20, rue Lebrun. Son emploi est d'une très grande facilité et son action immédiate.

Voici comment devra procéder l'asthmatique dès qu'il sentira qu'une crise est imminente : prendre dans la boîte, plein la petite cuiller de poudre (cela constitue une dose), la verser sur une assiette, en faire un petit monticule auquel il mettra le feu, par le seul contact d'une allumette enflammée et en aspirer la fumée par la bouche : l'étouffement cessera aussitôt. Dans le cas où (chose très rare) cette première fumigation ne suffirait pas pour faire disparaître entièrement l'accès, on répétera plusieurs fois de suite l'opération jusqu'à soulagement. On peut encore aspirer directement la fumée, au moyen d'un cornet de papier duquel on enlève la pointe, et que l'on place, la base la plus large sur la poudre en combustion. On aspire alors la fumée qui s'en échappe, par le petit trou du cornet.

Il existe encore d'autres médicaments que l'on prend à l'intérieur et qui vont exercer leurs effets par la voie de l'absorption.

C'est ainsi qu'on administre la belladone et l'opium en granules ou pilules au moment des accès, et l'arsenic ainsi que quelques-uns de ses composés, tels que l'arséniate de soude, l'arséniate de strychnine pendant les intervalles. Mais cette dernière médication qui est toute préservatrice doit être pratiquée au moins pendant deux mois et être prise en augmentant progressivement pendant le premier et en diminuant de la même façon pendant le second, pour qu'elle puisse produire quelques bons effets.

Et encore dois-je dire pour mon compte personnel que je n'en ai recueilli aucun avantage appréciable.

Je crois que l'hyosciamine et la cicutine données à petites doses toutes les deux heures pendant les accès d'asthme nerveux produiraient un bon effet pour les calmer.

Mais de tous ces médicaments, je ne puis en indiquer la dose ni en préciser l'emploi. C'est au médecin consulté qu'il appartient de le faire et d'en régler l'usage suivant les individus qu'il traite.

Tels sont les divers traitements le plus communément mis en usage de nos jours.

On peut encore y joindre le kermès pris en pastilles ou en potion, et l'émétique à très petites doses fréquemment répétées pour provoquer l'expectoration et débarrasser les bronches des mucosités qui peuvent y séjourner. Ils produisent parfois un bon effet, d'autres fois, ils fatiguent le malade. Mais si l'asthme est compliqué de gastrite ou de gastralgie, il faut hésiter à recourir à l'emploi de ces substances qui exercent toujours quelque peu une action irritante sur l'estomac. Le goudron et ses préparations peuvent aussi être employés dans l'asthme humide lorsque la sécrétion catarrhale est par trop abondante. Ils produisent de bons effets en tempérant cette sécrétion.

Pour terminer ce qui a trait au traitement de l'asthme, j'ajouterai que dans la violence des accès, si le malade est pris de pesanteur de tête et menacé d'asphyxie, il ne faut pas craindre de lui appliquer sans retard dans le dos, entre les deux épaules, une ou deux feuilles de sinapismes Rigollot, ou de recourir à un bain de pied animé de cendres de bois, afin de dévier tout mouvement congestionnel qui pourrait se produire du côté de la tête ou du poumon.

UN ASTHMATIQUE.

Angers, imp. Lachèse et Dolbeau, 4, Chaussée Saint-Pierre.

www.ingramcontent.com/pod-product-compliance
Lightning Source LLC
LaVergne TN
LVHW052030160826
845678LV00003B/1267

* 9 7 8 2 3 2 9 6 4 0 1 3 6 *